QUELQUES DÉTAILS

AU SUJET

DE LA MALADIE DE M. DOMINIQUE FOLLIN,

De la commune de Giesville.

SAINT-LO,

IMPRIMERIE DE C. JEAN DELAMARE,

Rue du Poids-Royal, près la mairie.

Te $\frac{109}{55}$

QUELQUES DÉTAILS

AU SUJET

DE LA MALADIE DE M. DOMINIQUE FOLLIN,

De la commune de Giesville.

La vérité vous sauvera.
(Jésus-Christ.)

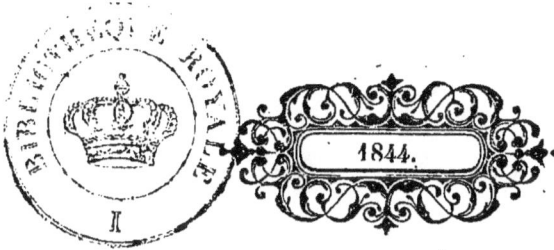

1844.

SAINT-LO,

IMPRIMERIE DE C. JEAN DELAMARE,

Rue du Poids-Royal, près la mairie.

1844

QUELQUES DÉTAILS

AU SUJET

DE LA MALADIE DE M. DOMINIQUE FOLLIN,

De la commune de Giesville.

Depuis quelque temps, j'ai appris, par hasard, les
détails scandaleux, injustes et inexacts, publiés sur
mon compte au sujet de M. Dominique FOLLIN, domi-
cilié dans la commune de Giesville, malade que la
famille avait confié à mes soins, au sujet de l'écrasement d'une jambe par la roue d'une voiture, et
pour lequel je m'étais associé M. le docteur Deschamps, ainsi que j'avais l'habitude de le faire. La
gravité du mal exigeait la présence de deux médecins, ainsi que ma responsabilité personnelle. Les détails qui ont été publiés passent toute limite de bien-
séance. Le silence du mépris était peut-être la seule ré-
ponse à ces récits scandaleux, qui ont régné sur mon
compte. Ma première pensée était de ne rien dire et de
garder intérieurement mon indignation ; mais en réflé-
chissant, j'ai compris que ce serait indigne, à moi, de
me laisser flétrir sans élever aucune protestation ; je
crois que ce serait une lâcheté de me laisser ainsi ca-
lomnier sans mot dire, et les simples devoirs de médecin à médecin m'obligent de témoigner hautement mon
étonnement de l'oubli des procédés. Du reste, je tâche-
rai de mettre le public et les médecins à même de juger

ma conduite dans cette circonstance; c'est en racontant les faits qu'on pourra juger, et j'aurai l'honneur de les relater sans art comme sans éloquence, mais avec simplicité et vérité, et je serai, dans cette narration, le plus laconique possible.

Le 12 juin 1843, je fus appelé, à neuf heures du soir, par M. Follin, cultivateur, demeurant à Giesville, afin de me rendre auprès de son fils, sur la jambe duquel venait de passer une roue de voiture lourdement chargée de fumier ; aussitôt je m'empressai de me rendre, pendant la nuit, auprès du malade que ses camarades avaient transporté tantôt à dos, tantôt à bras, chez monsieur Valette, au bourg de Giesville. Je trouvai le malade déposé sur un lit ; son extérieur m'annonça qu'il était un peu pris de boisson, et ses réponses aux questions que j'eus l'honneur de lui adresser me confirmèrent dans cette idée : le père Follin m'avoua aussi que le blessé et ses camarades qui chariaient du fumier étaient tous *un peu échauffés*. Dominique Follin est âgé de dix-neuf ans, blond, gros, d'une constitution lymphatique ; il me raconta qu'il s'était placé, dans un carrefour, à la droite du harnois qu'un domestique conduisait, dans le but de faire rondir sur la droite tout le harnois pour éviter l'angle du fossé contre lequel il se trouvait lui-même; mais au lieu de suivre le harnois, après l'avoir fait tourner, il attend le long du fossé le passage de la voiture, et bientôt la roue arrive, lui saisit la jambe droite et en dedans à trois ou quatre travers de doigts au-dessus de la malléole interne, roule obliquement sur l'articulation tibio-astragolienne (du

coude-pied), de sorte que le côté externe de la jambe
était appuyé sur un sol rocailleux qui avait déterminé
au niveau de la malléole externe de la jambe une autre
plaie contuse, qui donna lieu à un écoulement de sang
qui dura vingt-quatre heures.

A mon arrivée, la jambe droite était déjà tuméfiée;
j'aperçus en dedans sur le bord interne du tibia, à trois
ou quatre travers de doigts au-dessus de la molléole,
une plaie contuse, irrégulière, produite par le passage
de la roue, et en dehors une autre petite plaie contuse
également et occasionnée par la nature du sol sur lequel
la jambe avait porté. La crépitation ne fut pas difficile à
constater, et la fracture du tibia et du péroné existait
avec complication ; le tibia présentait plusieurs fragments et la molléole interne était détachée obliquement
de haut en bas et de dedans en dehors du reste du corps
de cet os ; il y avait broiement de la jambe. La réduc-
tion fut très-facile dans ce cas, il s'agissait seulement de
remettre dans sa position normale le pied qui avait une
propension à se diriger en dedans; j'annonçai au père
Follin que la jambe était fracturée, sans cependant faire
part à ce malheureux père de famille de toute la gravité
du mal que je prévoyais déjà, et dont je fis part le lendemain matin (car j'y passai la nuit) à la famille de
M. le curé de Giesville.

J'appliquai le bandage dit de Scultet, afin de faciliter
le pansement des plaies que je prévoyais devoir suppurer
et de renouveler l'appareil plus facilement pour tenir le
membre propre; puis je plaçai le membre sur un coussin
de balles d'avoine.

La fracture fut réduite le 12 juin pendant la nuit, et le lendemain je vis le malade avant mon départ, car je couchai à Giesville. Les 14, 16, 18, 21, 23, 26, 28 juin et le 1er juillet, je visitai et pansai le malade; la fièvre s'établit tellement dans la jambe que le gonflement qui envahit tout le membre depuis et compris le pied jusqu'au genou devint considérable; une odeur *sui generis*, des phyctènes remplies d'une sérosité jaunâtre, et que je fis ouvrir pour en évacuer ce liquide, m'annoncèrent que la gangrène s'emparait du membre. Je m'attendais bien à cet accident, car la mollesse, la flanidité, la pâleur habituelle des tissus du malade, sa constitution humide, son état d'ivresse dans lequel il se trouvait au moment de l'accident, la nature de la fracture compliquée, comminutive, étaient des causes plus que suffisantes pour déterminer cette gangrène liquide, qui a donné lieu à une aussi abondante suppuration, malgré les pansements souvent renouvelés et méthodiquement faits. Le membre était en suppuration, un foyer purulent, gangreneux, s'établit dans l'intérieur, au niveau des fragments osseux de l'articulation tibio-astragalienne (du coude-pied); la plaie en dedans s'était agrandie par suite de la perte des chairs gangrenées qui tombaient en *detritus*, les os fracturés étaient à nu, il en était de même de celle qui était en dehors du membre; mais elle était plus petite, beaucoup de pus s'échappait par les plaies et par une petite fissule située à la partie inférieure et antérieure de la jambe. A cette époque de la maladie, vers le 30 et 1er juillet, le membre présentait un caractère alarmant, la suppuration faisait des

progrès, et l'ouverture du bas de la jambe qui se trouvait dans le point le plus déclive et sur le siége du foyer
purulent, demandait à être débridée et agrandie, afin
de donner un libre écoulement à la grande quantité de
pus qui s'y accumulait et séjournait au milieu des fragments et de l'articulation ; il était urgent de le faire. Je
crus donc de mon devoir, et pour ma responsabilité, de
faire part à M. Follin, père, de l'état critique du
membre, de ma crainte sur les conséquences dange-
reuses qui pourraient en résulter, *non pas qu'il fût
besoin de faire l'amputation*, mais qu'il m'était impossible de répondre de l'avenir, dans ce cas mon intention
était de m'adjoindre un confrère. Le père Follin, que
j'avais contraint un jour d'approcher pour examiner la
fracture et les os qui faisaient saillie, et qui par consé-
quent était témoin des soins que j'avais l'honneur de
donner à son malheureux fils, me répondit que ma proposition de faire venir un confrère était inutile, qu'il
m'avait donné toute sa confiance, qu'il s'en rapportait
entièrement à mes soins, que deux ne feraient pas
mieux ; voilà toutes laudatives les expressions du père
Follin. J'insistai, j'exigeai même, alors il consentit et
il s'en rapporta à moi *sur le choix du médecin.* Je propo-
sai M. Deschamps, comme étant déjà venu dans cette
maison pour ma famille et que j'avais l'habitude d'appeler en conférence toutes les fois que la famille du
malade l'acccceptait. J'eus donc l'honneur d'écrire,
comme d'habitude, à mon confrère, M. Deschamps, qui
vint se joindre à moi le 2 juillet qui devait être un
dimanche. Je racontai en peu de mots à mon confrère

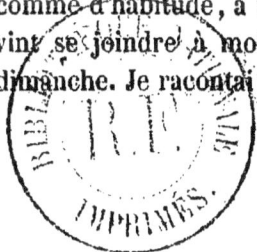

l'accident arrivé, le 12 juin, à M. Follin, fils, et lui fis voir le membre malade ; la plaie contuse en dedans du membre, produite par la roue, et l'autre en dehors, produite par le sol pierreux sur lequel avait été pressé le membre au moment que la roue le traversait; ainsi que la fistule étroite, située à la partie inférieure et antérieure de la jambe. Je réclame surtout ici l'attention du lecteur. Je fais part à mon confrère de mon opinion sur la nécessité de débrider cette petite fistule située au bas de la jambe : M. Deschamps partage mon avis et se charge lui-même d'encourager le malade et de faire voir aux assistants que cette petite incision est nécessaire pour empêcher le pus, qui avait peine à s'évacuer par cet issu, de séjourner trop long-temps au milieu de la fracture et de l'articulation ; je saisis alors la sonde cannelée de la main gauche ; j'en introduis l'extrémité dans le trajet fistuleux, avec la main droite je porte le dos d'un bistouri droit dans la cannelure de la sonde et enfonce la pointe dans l'ouverture de cette fistule, et je débride de bas en haut en suivant une ligne droite et dans l'étendue à peu près de (0m 02) deux centimètres; j'arrête l'instrument dans la plaie en demandant à M. Deschamps: Trouvez-vous l'ouverture assez grande? *Oui, c'est bien, me répondit-il.* Et je retire l'instrument de la plaie. Du sang naturellement s'écoule de l'incision et nous pansons avec la charpie en temponnant un peu l'intérieur de la plaie, pour empêcher le sang de trop couler et surtout pour mettre un obstacle à la cicatrisation des lèvres de l'incision, puisque notre but était de donner un libre cours au pus de l'intérieur de la jambe, ensuite nous réappliquâmes le bandage dit de Scultet et nous continuâmes à employer tous les autres moyens que je mettais en usage, tel que le chlorure d'oxyde de sodium et la décoction de quinquina alcoholisée. A cette époque, la jambe était encore dans un état plus alarmant, tous les jours la gangrène exerçait ses ravages, et comme le dit quelques jours après mon confrère à M. le curé de Giesville: *Je ne conçois pas M. Pommier de ne pas avoir fait l'amputation, il est trop tard maintenant.* Une suppuration mélangée de pus exhalé des surfaces vivantes, mises à découvert par la chûte des escarres et des matières putrides qui s'écoulaient des parties mortes et dont la décomposition continuait à s'opérer, avait agrandi les plaies en dedans et en dehors du membre.

Enfin le 5 juillet, le lendemain de l'opération, pendant la nuit, on vient me chercher, m'annonçant que le bandage était souillé de sang, je me rends avec empressement auprès du malade, et j'aperçois avant d'enlever le bandage, *du sang au niveau de la seconde ligature; en dedans du bandage, entre le coussin porte-attelle et les bandelettes.* (Ici femme Guillet, qui avez constamment donné des soins généreux au malade pendant tout le traitement, je prends la liberté d'invoquer votre témoignage.) J'enlève le bandage et je découvre les plaies, j'aperçois *que le sang suintait de la plaie qui se trouvait en dedans du membre, le long du bord interne du tibia et précisément sur le trajet de la saphène interne; et ce sang s'écoulait en nappe; et nullement par l'incision que j'avais faite la veille,* et avec assentiment de M. Deschamps. Je temponnai avec de la charpie et réappliquai le bandage. Du

3 au 4, l'hémorragie avait été abondante, et continua encore tantôt par une plaie, tantôt par l'autre, et souvent par toutes à la fois ; s'arrêtait, lorsque la faiblesse ou la syncope saisissait le malade et reparaissait lorsque le pouls et la réaction se rétablissaient. Cette hémorragie que nous avons combattue par tous les moyens que la chirurgie met en usage, tamponnement avec la charpie sèche, l'araignée, les ablutions froides et astingentes, avec les préparations de quinquina, la compression de l'artère crurale au moyen du tourniquet, n'était, M. Deschamps, selon mon opinion, que le résultat de *l'érosion des veines saphènes et autres que la gangrène avait déterminée.* L'écoulement sanguin se ralentit peu à peu les jours suivants et finit par cesser entièrement à fur et à mesure que les chairs se couvraient de bourgeons celluleux et vusculaires et que les plaies prirent un nouvel aspect ; mais cette hémorragie n'eut pas lieu sans mettre les jours du malade en grand danger, car on pourrait presque dire que si le sang a cessé de couler, c'est que le malade n'en avait plus une seule goutte à rendre : mais on voit souvent de ces syncopes bienfaisantes qui quelquefois sauvent les jours des malades, aidés toutes fois des moyens que l'art peut employer. Et cependant cet intéressant malade a fini par se rétablir, sans qu'il soit *tombé une seule esquille*, quoique les os fussent à nu ; avec un membre droit, sans difformité, qu'une grosseur au niveau de la fracture et de l'articulation tibio-astragalienne et je continuai à lui donner des soins jusqu'au 7 octobre 1843. On n'a pas l'habitude de voir de semblables désordres dans les hopitaux civils

ou militaires, car on enlève le membre avant qu'ils ne se déclarent; et la jambe de Dominique Follin aurait été amputée avant huit jours, à partir de l'accident, s'il eut été entre les mains de chirurgiens militaires. Ayant déjà eu plusieurs cas de fractures comminutives, comme celui de Dominique Follin, et même plus graves, celui d'un nommé Turlin; du domestique de M. Marie, à la Boissais, pour un pied écrasé par la roue d'une voiture de chaux; celui d'une femme veuve Luc Le Tellier, à la Harenguerie, fracture de la jambe avec issue du fragment supérieur à travers la peau, etc., je me croirais fondé à admettre la proposition suivante :

« Dans les cas de fractures comminutives, qu'elle
» qu'en soit la cause, on ne doit jamais précipiter l'am-
» putation ; car souvent, à l'aide de la bonne constitu-
» tion des sujets, du bon air, et des conditions favora-
» bles dans lesquelles se trouvent les habitants de la
» campagne, on peut espérer de conserver le membre.
» Rarement on a à redouter que le malade tombe dans
» le marasme, par suite de suppurations trop abon-
» dantes. »

Tels sont les faits et ma conduite auprès de ce malade qui m'était cher ainsi que sa famille et au sujet duquel j'ai été l'objet de calomnies incroyables et indignes des personnes qui en étaient les auteurs. Dans cette circons-tance, je ne croyais mériter que des éloges, par le zèle, le dévouement et le sacrifice de ma santé, pour parve-nir au but que je m'étais proposé, la guérison du ma-lade. Pendant l'espace de huit ou neuf jours je voyais et pansais le malade deux fois par jour, et mon confrère

le visitait une fois, vers le milieu du jour ; j'y arrivais
vers quatre heures de l'après-midi, je le pansais, j'y
couchais et le lendemain avant mon départ, je lui don-
nais les mêmes soins, et à deux lieues de distance.
Voyons donc en peu de mots si les accusations qu'on a
formulées, dans un but quelconque, contre moi, reposent
sur quelque fondement.

Je rapporterai les faits tels qu'ils m'ont été racontés
par des personnes dignes de foi.

Ainsi M. Deschamps a dit que : 1° j'avais coupé une
artère ; 2° des tendons extenseurs du pied ; 3° que
j'avais abandonné le malade ; 4° que si M. Deschamps
l'eût soigné seul, il l'eût guéri *en huit jours,* à l'aide de
l'homœopathie. Voilà les faits dont on s'est rendu coupable envers moi , et indignes d'un confrère envers un
confrère , faits pour lesquels je fournirais témoins au
besoin.

Il m'est facile de prouver en peu de mots que cette
hémorragie n'était que le résultat de la gangrène , qui
avait détruit les vaisseaux sanguins ; en effet, *elle com-
mença par la plaie qui était en-dedans de la jambe*
(témoins les garde-malades). Au surplus, je veux bien
admettre que je ne sois pas infaillible , mon cher confrère , et qu'une artère puisse se trouver en devant de
l'instrument tranchant, mais vous avouerez aussi que
ces paroles que vous avez tenues au malade sont bien im-
prudentes , car je n'avais rien fait sans votre approbation préalable , vous le savez aussi , *sur la nécessité de
débrider la plaie, la manière de le faire, et sur l'étendue
que je devais lui donner.* Il me semble que deux méde-

cins auprès d'un même malade doivent partager les dangers et les lauriers lorsqu'il y en a à cueillir, voilà ce que j'appelle confraternité. Une autre preuve que l'hémorragie n'était que la conséquence de l'érosion des vaisseaux par la gangrène, c'est que nous aurions fait la ligature, c'eût été très-simple et très-facile ; moi, j'étais convaincu qu'elle avait la cause que j'ai indiquée, et si vous pensiez autrement ; vous auriez eu tort de ne pas m'en parler. Voilà pour l'hémorragie.

2° J'ai coupé des tendons : ceci n'a pas besoin de réfutation. En faisant une incision comme j'ai eu l'honneur de l'indiquer plus haut, c'est-à-dire de bas en haut et suivant une ligne droite, il est impossible de couper des tendons; d'ailleurs, il faudrait un couteau à amputation ou de forts ciseaux pour couper ces organes. Il est vrai, j'ai enlevé des membranes tendineuses et des tendons avec la pince à pansement; ces tendons étaient détruits par la gangrène.

3° J'ai abandonné le malade; j'ai dit et fait ce que vous avez fait et dit vous-même, mon cher confrère. J'arrive un soir, le sang coule abondamment, je m'empresse de tamponner les plaies, il n'y avait plus de pouls, les syncopes arrivent; des convulsions, je me hâte d'avertir le ministre de la religion pour donner au malade les secours de l'église, quelques instants après, M. le curé et moi nous pensâmes que le malade allait succomber ; j'avais rempli mon devoir sous tous rapports auprès du malade, je jugeai qu'il était inutile de rester, d'autant plus que je remettais depuis quatre à cinq jours à faire visite à deux malades fort éloignés, pour fracture également, l'un à Saint-Martin-de-Bon-Fossé, l'autre au Mesnil-Rouxelin. Jugeant ma présence inutile auprès du malade, je partis, après le pansement, la nuit, voir ces deux malades, et j'envoyai un commissionnaire le lendemain dire que si, par un insigne miracle, le malade vivait encore, il fallait envoyer chercher M. Deschamps, qui était plus près. Pendant la nuit, on vous envoya chercher, vous vîtes comme moi, le malade sans ressources, en partant vous jugeâtes qu'il allait succomber avant que les commissionnaires qui vous accompagnaient à Torigni ne soient de retour à Giesville, et malgré notre prévision, la nature, qui souvent a des ressources lorsque l'art en manque, au moyen de la syncope qui suspend la circulation et pendant laquelle le sang se coagule sur l'orifice des vaisseaux sanguins, nous fut d'un grand secours dans cette circonstance. J'en ai été témoin plusieurs fois dans les accouchements avant ou après l'opération. C'est dans de telles circonstances, M. Deschamps, que la méthode homœopathique peut avoir des résultats avantageux, *aux yeux du public*, incapable de juger de nos moyens en médecine.

Je vous félicite cependant de l'étude approfondie que vous avez faite de cette nouvelle méthode médicale, et sans vouloir rien préjuger, je puis dire que ma conviction n'est pas assez établie pour pouvoir l'admettre encore. En résultera-t-il quelqu'avantage pour l'humanité? J'en doute.

4° Que le malade vous devait la vie et que vous l'auriez guéri en huit jours, au moyen de votre méthode, si vous l'eussiez soigné seul.

Vous êtes bien coupable alors, Monsieur, de ne pas m'avoir proposé vos moyens, à moi-même, au lieu de faire part de cette idée à ma belle-sœur qui m'a raconté le fait ; je vous aurais abandonné le malade, et vous m'auriez rendu témoin d'un fait miraculeux; car, d'après ma méthode, à moi, il n'a pas fallu moins de temps que le malade n'en a mis pour obtenir guérison ; car si j'avais connu un moyen d'abréger ses souffrances, je ne me serais pas contenté d'en faire part à quelques personnes du public: mais j'aurais indiqué mes moyens à mon confrère. Mais vous vous êtes annoncé trop tard, il fallait en parler pendant le danger, on vous aurait pris au mot. Mais je crains bien qu'il n'en eût été de cette promesse comme de la nouvelle de la guérison du feld maréchal comte Radetzki, d'un fongus de l'œil, que les docteurs Flaver, de Pavie, et Joeger, de Vienne, avaient déclaré incurable; et au moment que vous nous annonciez cette belle cure, j'en apprenais la mort par la voie de mon journal. Voilà de ces guérisons lointaines et mensongères qu'on nous donne pour des vérités. Non, Monsieur, cette promesse était trop forte, ma belle-sœur fut alors pour vous engager à me proposer vos moyens, mais elle voyait bien qu'il aurait fallu un miracle de la Toute-Puissance divine pour opérer une pareille guérison. D'ailleurs, si vous aviez cette conviction, comme je l'ai dit plus haut, vous vous rendiez coupable envers le malade de ne pas m'en faire part. Du reste, vous pouviez employer ce moyen sans m'en parler, ainsi que vous avez usé de vos fioles sans mon approbation ; c'est ici que j'ai manqué à mon devoir en ne vous rappelant pas à l'ordre des procédés : il me semble qu'il est dans les usages, entre confrères, de ne point employer de moyens de guérison auprès d'un malade sans l'approbation des médecins traitants. Permettez-moi, mon cher confrère, de vous dire que l'ascendant même des talents ne donne aucun droit au despotisme, et que la république médicale ne supporte point d'esclaves. Vous le voyez donc, Monsieur, on a eu tort de tenir un pareil langage à notre malade commun, contre moi surtout qui vous avais choisi dans cette circonstance, pour garantir ma responsabilité ! Du reste, le public sait, ainsi que vous, que je n'étais pas à mon début auprès de Dominique Follin, et depuis que j'ai soigné et guéri le jeune Turlin, pour lequel je me suis opposé à l'amputation de la jambe écrasée par une roue, et rétabli d'une double fracture de la cuisse opposée; je suis à même de vous énumérer une quarantaine de malades, et plus, atteints de fractures plus ou moins semblables à celle que j'avais chez M. Dominique Follin ; j'aurai l'honneur de vous citer seulement les noms des personnes qui ont bien voulu m'honorer de leur confiance et vous serez à même de les interroger : les malades ne sont pas en Allemagne ni en Bavière, ils demeurent tous dans le pays, il est très-facile de vérifier les faits. Permettez-moi d'en citer quelques-uns :

Fracture de la mâchoire inférieure.

Philippe Hardel, de Condé-sur-Vire, village de la Forge-de-Bas. La mâchoire inférieure présentait une fracture double, une de chaque côté, suite de la chute d'un genou d'une personne sur sa joue appuyée sur le sol.

Clavicules (fracture des).

Un marchand ambulant déballé aux Bas-Camps, se fractura la clavicule droite en tombant de cheval.

M. Guernier, fermier de M. de Langonney, à Sept-Vents, se fractura une des clavicules et deux côtes en tombant de voiture, et la roue lui passa sur le côté. Il y eut hémoptysie.

M. Durand, marchand de porcs à Saint-Jean, eut la clavicule droite fracturée, à la suite du choc d'un cheval qui le renversa durement par terre sur la route de Tessy à Torigni.

M. Pattin, même fracture en tombant de cheval sur la route de Carentan à Saint-Lo.

M. Joseph Douchin, à Saint-Martin-de-Bon-Fossé, chute de cheval.

Fractures des côtes.

M. Boivin, de Sainte-Suzanne.

M. Bouin, de Sainte-Suzanne, demeurant actuellement à Torigni.

Mme La Crette, à Sainte-Suzanne.

M. Le Monnier, maçon à la Carbonnière; en même temps ce malade était atteint d'une fracture de l'avant-bras, suite d'une chute du haut d'un mur.

M. Monthurel (Franç.), à Lapinière, à Condé-sur-Vire.

M. Mignonnerie, à Condé-sur-Vire.

M. Dupont, adjoint, à Saint-Romphaire.

M. Quetel, du Mesnil-Grimault, à Condé.

Fractures de la cuisse.

M. Tourlain, domestique de M. Jean Dupont, à Condé, fracture double de la cuisse droite.

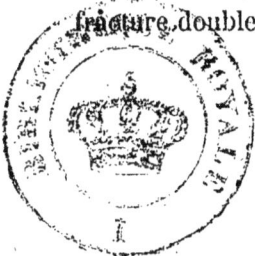

M. Foucher (François), village du Bust , à Condé.

M. François-Marie , à la Carbonnière, à Condé.

Fracture de la rotule.

La femme Hébert, à Condé, village Marlucouf.

Fracture du tibia et du péroné.

M. Tourlain, domestique de M. Jean Dupont, à Condé, broiement de la jambe par une roue de voiture chargée de sept mille de chaux. Vous connaissez le malade , puisque vous me fîtes l'honneur de m'appeler ; vous craignez , me dit-on , les hémorragies par suite de la gangrène qui était au membre : ces hémorragies n'eurent pas lieu , comme chez Dominique Follin. C'est ce malade à qui on devait couper la jambe. Je me dispenserai d'indiquer à qui il doit la conservation du membre , le malade existe pour le dire lui-même et raconter les faits.

M. Le Mieux , domestique de Mme Ve Questel , à Saint-Romphaire , village des Communes , fermier de M. Potier , à Torigni.

La femme Luc Letellier, à Baudre , village de La Harenguerie , chute de dessus les perches d'une grange, issue du fragment supérieur à travers la plaie.

La femme de Jean Heury, garde de M. Gédéon , à Condé.

M. Le Roussel , fracture du péroné, à Sainte-Suzanne.

M. Delaubrie, fils, au Mesnil-Raoult , fracture du péroné.

Le Terrier, enfant âgé de quatre ans, le tibia avait percé la peau.

Le domestique de M. Marie, à la Boissaie, écrasement du pied par une voiture de chaux.

M. François Duval, à Condé, fracture du péroné.

M. Lo, village Haut-Hamel, à Sainte-Croix de Saint-Lo, *id.* du péroné.

Fractures de l'humérus.

Marie Le Fevre, de Saint-Romphaire.

· M. Putot, fils de M. le maire d'Agneaux.

Fractures de l'avant-bras.

M. Duval, dit Crespin, fracture du radius. Un mois après, fracture de l'olécrâne du bras opposé.

La veuve Onfroy, village de la Barbie, à Condé.

· Un homme du Mesnil-Raoult.

M. Charles Carrel, à Condé.

Mme Jores, village de la Silière, à Condé.

M. Le Vilain, de la Mancellière , fracture de l'avant-bras droit , suite d'un coup de bâton.

Le domestique de M. Heussebrot (Pierre), fracture du deuxième métacarpien.

Voilà , Monsieur, autant de malades qui m'ont honoré de leur confiance pour des cas de chirurgie, vous pouvez les intérroger, et vous acquerrez la conviction que j'ai pu les guérir sans une seule goutte d'homéopathie, hors laquelle, en médecine, il n'y a point de salut.

Au surplus , je me rappelle qu'en 1832, au moment de mon début dans cette si belle, mais si pénible profession de la médecine, je fus aussi l'objet d'une de vos critiques, mais d'une manière bien plus sage et bien plus polie, car c'était à moi-même que vous racontiez que

j'aurais dû suivre une autre marche dans un accouchement compliqué, où les principes de l'art ne sont pas
nettement posés. Voici du reste cette observation avec
les réflexions qui la précèdent, telle que je l'ai faite in-
sérer dans le bulletin général de thérapeutique médicale
et chirurgicale.

*Accouchement manuel, malgré la présentation du bras droit
et la sortie prématurée du cordon ombilical.*

S'il est des cas embarrassants de pratique, c'est assu-
rément ceux que présentent certains accouchements :
il n'y a pas là de temporisation possible ; il faut agir
immédiatement, et trouver en soi toutes les ressources.
Au début de ma carrière obstétricale, j'ai senti la gravité
de la situation du médecin dans ces cas, assez nombreux
du reste, où il y a contradiction dans les règles posées
par les auteurs. C'est pour cela que le fait que je vais
rapporter aura quelqu'importance pour les jeunes ac-
coucheurs ; ils verront s'il faut aller toujours chercher
les pieds lorsque le bras se présente. Mon observation
prouvera que, dans les circonstances pareilles à celles
qui se sont présentées à moi, c'est-à-dire, lorsque la
tête est trop engagée, qu'elle a franchi l'orifice utérin,
que le bras s'est présenté le long de la tête, que celle-ci
est bien située, la version n'est plus possible. M. le professeur Capuron nous a répété mille fois, dans ses cours,
que tout ce qui est hors de la matrice n'y rentre pas, ou
n'y rentre que très-difficilement. Je pense qu'alors il faut
introduire la main droite, si c'est le bras droit, et *vice
versâ*, afin de ramener la tête vers le centre du détroit
inférieur, la maintenir dans cette position avec quelques

doigts, et abandonner l'accouchement à la nature, après avoir porté le bras droit vers l'échancrure sciatique opposée à la tête, si toutefois la femme est bien conformée, qu'elle ait des forces suffisantes et que la matrice se contracte. Je crois aussi que, dans ce cas, on pourrait appliquer le forceps, la présence du bras ne pouvant s'opposer à l'application de cet instrument.

Voici maintenant l'observation dont il s'agit. La femme qui en fait l'objet vit encore et habite Condé, au hameau dit La Rue (Madame Languehard).

Le 17 juillet 1852 (en ce moment j'habitais Torigni), je fus appelé à Condé-sur-Vire pour porter secours à une femme, à terme de son cinquième enfant ; cette dame avait une quarantaine d'années, jouissait d'une bonne santé, était bien conformée et était accouchée très-heureusement de ses quatre premiers enfants. Il y avait vingt heures que la femme était en travail lorsque je fus appelé, et seize ou dix-sept heures que les eaux étaient écoulées. Les douleurs se soutenaient avec force. Je pratiquai le toucher. J'aperçus hors la vulve un bras sorti presque au niveau du coude ; le pouce était en dessus et le petit doigt en-dessous, et la face palmaire dirigée vers la cuisse gauche de la mère et la face dorsale vers la cuisse droite. A ces signes, je reconnus le bras droit de l'enfant : il était froid, légèrement tuméfié et un peu bleuâtre. Au dessous du bras, vers la commissure postérieure de la vulve, pendait une anse du cordon ombilical de deux pouces de long, qui avait la même température que le bras. Il n'y avait aucune pulsation dans les artères ombilicales. J'annonçai aux parents que

l'enfant était mort , que cependant j'agirais comme s'il
était vivant. Alors je me préparai à terminer l'accouche-
m;nt. Sur un lit à hauteur d'appui, je plaçai une chaise
en travers, sur laquelle je mis un matelas , de manière
que la femme se trouvait située comme dans l'opération
de la taille sous-pubienne. Sur le bord du lit, sous les
fesses , je plaçai une planche , la malade était assujettie
par quatre aides : deux sur le lit la soutenaient fortement
par les épaules, et deux autres, par terre, lui soutenaient
les jambes. J'appliquai le lacs , et j'introduisis dans la
matrice, selon les préceptes de l'art, ma main droite en-
duite d'un corps gras ; je trouve la tête bien placée,
occupant la cavité pelvienne et ayant franchi l'orifice
utérin ; mais la présence du bras l'empêchait de se pré-
senter au centre du détroit inférieur. Au lieu de suivre
le côté droit de l'enfant pour aller chercher les pieds
voilà le principe général), j'engage ma main droite vers
le côté gauche de la face , et ramène l'occiput vers le
centre du détroit inférieur , et de ma main gauche je
porte le bras sorti vers la commissure postérieure et
vers l'échancrure sciatique droite. La matrice se con-
tractait avec violence, et au fur et à mesure que la tête
descendait, je retirais ma main, qui formait comme un
plan incliné , et je continuai à maintenir la tête dans
cette direction avec quatre doigts, et en moins de cinq
minutes j'eus la satisfaction de voir l'accouchement se
terminer, *par la tête, le bras étant sorti*. C'était un enfant
mâle , d'un volume ordinaire et privé de vie. Un instant
après, je procédai à la délivrance. La femme se rétablit
en peu de temps ; elle n'eut que le chagrin d'avoir perdu

son enfant et le regret de ne pas m'avoir appelé plus tôt.

Le lendemain matin j'eus l'honneur de vous rencontrer dans la rue ; je vous fis part de cet accouchement d'une manière très-succinte : vous me dites que *j'aurais dû aller chercher les pieds de l'enfant* , je voulus d'autant moins rester sous le coup d'un tel blâme , que c'était mon début en accouchements : je transmis alors à M. le professeur Capuron l'observation ci-dessus : le 23 octobre il me répondit de la manière la plus flatteuse.

Voici , du reste la lettre que M. Capuron me fit l'honneur de m'adresser : '

Paris, le 23 octobre 1832.

« Monsieur et cher confrère ,

» Je viens de faire un voyage de deux mois dans le
» midi ; à mon retour, j'ai trouvé votre lettre du 15
» août dernier. Je l'ai lue avec la plus grande attention.
» J'ajouterai qu'elle m'a causé un bien sensible plaisir.
» Votre conduite , dans l'accouchement compliqué que
» vous avez terminé, m'a prouvé que vous avez bien pro-
» fité du temps que vous avez consacré à l'étude des ac-
» couchements. On ne peut que s'énorgueillir d'avoir eu
» des élèves tels que vous. *Je loue et approuve tout ce que*
» *vous avez fait dans cette occasion. Votre prudence, votre*
» *sagacité et votre adresse méritent d'être citées.* Aussi , je
» vous demande la permission de lire publiquement
» votre lettre à mon prochain cours, et de vous propo-

» ser pour modèle à ceux qui vont vous succéder dans
» mon amphithéâtre.

» Recevez , Monsieur et honoré confrère, l'assurance
» de ma considération distinguée.

» CAPURON. »

Ce n'est point par vanité que je cite les paroles du
savant et illustre professeur M. Capuron : son opinion
est capitale dans un sujet aussi épineux ; elle servira à
l'instruction de mes confrères. Il pourrait bien en être
du blâme qu'on a osé faire de moi au sujet de Dominique
Follin , comme il en était alors de votre critique sur cet
accouchement compliqué , où ma conduite était approu-
vée par un professeur plus compétent.

Rien n'est beau sans doute, Monsieur , vous le savez
aussi bien que moi, comme l'exercice de la médecine ,
rien n'est plus satisfaisant pour l'homme qui aime à faire
le bien ; mais aussi de combien d'épines est hérissée
la route que nous devons parcourir. Comment pourrais-
je mieux faire ressortir l'utilité de notre noble , mais
bien pénible profession que nous avons à remplir auprès
du malheureux dans les campagnes, qu'en rapportant
ce beau passage de Vicq-d'Azir ? « Si les fonctions de
» médecin sont belles , dit-il , c'est moins dans le palais
» et parmi les grandeurs où les motifs , soit apparents,
» soit réels de l'intérêt ne laissent aucune place à ceux
» de l'humanité , que dans la demeure étroite et mal-
» saine du pauvre ; là, point de protecteur, point de
» cupidité ; la renommée n'approche point de ces asiles ;

» tout s'y tait, hormis la douleur qui les fait souvent
» retentir de ses sanglots; les victimes de la misère ,
» celles de la maladie et de la mort, entassées, confon-
» dues, y offrent un tableau déchirant et terrible; c'est
» là qu'il est possible de faire le bien ; que l'homme
» peut secourir l'homme , sans concours, même sans
» témoins ; c'est là que se plaisent la générosité, la vé-
» ritable bienfaisance, la tendre pitié ; c'est là qu'on
» est sûr de trouver des larmes à essuyer, des infor.
» tunes à plaindre ; disons-le à la louange des méde-
» cins, quel autre ordre de citoyens remplit ses devoirs
» avec autant de zèle et de louange. »

Certes rien n'est plus honorable que la mission du
médecin, l'homme lui confie tout ce qu'il a de plus pré-
cieux, sa santé, celle des personnes qui lui sont le plus
cher. Mais si le médecin praticien éprouve des consola-
tions par le bien qu'il peut faire, de combien de déboire
sa vie n'est-elle pas abreuvée ; les plus petits revers qui
souvent dépendent de la constitution du malade , de la
nature de l'affection, d'une gangrène survenue par
suite de broiement d'un membre, etc., de mille causes
qui ont une influence malfaisante sur la maladie, on
vous les impute. Un confrère même jaloux de vos succès,
de votre réputation qui pourrait lui faire ombrage et nuire
à ses intérêts , profite très-souvent de ces circonstances pour vous jeter la pierre et faire retomber sur
vous ces revers dont vous n'êtes point la cause. S'il est
malheureux pour le médecin, d'être jugé par des personnes qui ne le sont pas, il est encore plus pénible
d'être calomnié par certains confrères qui s'occupent

bien plus de ravaler un rival que de traiter leurs malades ; nous ne sommes par infaillibles, aucuns, nous avons tous besoin d'indulgence ; vous même, Monsieur, vous l'avez adopté pour devise, *caritas omnibus.* Après tout je n'ai aucun reproche à me faire, je suis en paix avec moi-même et l'homme qui sait penser se met au-dessus de ces clabauderies, et fait le bien en dépit de toutes les entraves qu'on veut lui susciter. C'est avec cette idée que je repondrai toujours à la confiance dont le public voudra bien m'honorer,

F. F. POMMIER.

Docteur en médecine de la Faculté de Paris et ex-membre de
première classe de l'école de perfectionnement.

A Condé-sur-Vire, ce

P. S. Je compte sur l'indulgence du lecteur, je ne suis point écrivain, d'ailleurs la simplicité et la franchise prouvent la vérité, qui n'a pas besoin d'ornement. Dans cette cure, où mes prévisions sur la maladie se sont réalisées, où mon zèle et mon dévouement ont été sans bornes, j'ai été victime de la plus noire calomnie, dont le temps pourra faire justice, c'est une indignité. Du reste, je laisse au public impartial le soin d'apprécier ces faits.

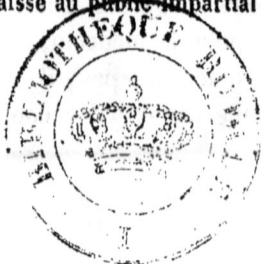

www.ingramcontent.com/pod-product-compliance
Lightning Source LLC
Chambersburg PA
CBHW060533200326
41520CB00017B/5227